DU DANGER

DES

INHUMATIONS PRÉCIPITÉES,

ET DES

MOYENS DE LES PRÉVENIR

EN CONCOURANT AUX PROGRÈS DE LA SCIENCE.

PAR F.-B. VILLENEUVE, D.-M.

A PARIS,

CHEZ J.-B. BAILLIÈRE, RUE DE L'ÉCOLE-DE-MÉDECINE.

A DIJON, CHEZ LAMARCHE, RUE SAINT-MICHEL, 2.

1841.

DU DANGER

DES

INHUMATIONS PRÉCIPITÉES,

ET DES

MOYENS DE LES PRÉVENIR

EN CONCOURANT AUX PROGRÈS DE LA SCIENCE.

PAR **P.-E. VILLENEUVE**, D.-M.

> La plupart des épreuves conseillées jusqu'à ce jour pour distinguer la mort réelle de la mort apparente, sont équivoques et insuffisantes.....
>
> Les dispositions législatives actuellement en vigueur relativement aux inhumations, en supposant même qu'elles soient rigoureusement observées, peuvent ne pas empêcher, dans certains cas, que l'on n'enterre des individus vivans.
>
> (Orfila, *Méd. lég.*)
>
> .... Ouvrez des cadavres, un nouvel horizon s'ouvre devant vous : ces symptômes confus et presque inextricables viennent se classer dans un ordre lumineux. (J. Cruveilhier.)

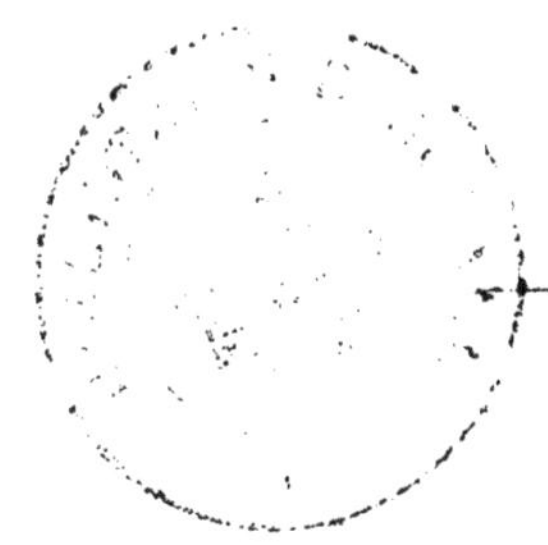

A PARIS,

CHEZ J.-B. BAILLIERE, RUE DE L'ÉCOLE-DE-MÉDECINE.

A DIJON, CHEZ LAMARCHE, RUE SAINT-MICHEL, 3.

1841.

DU DANGER

DES INHUMATIONS PRÉCIPITÉES,

ET DES

MOYENS DE LES PRÉVENIR

EN CONCOURANT AUX PROGRÈS DE LA SCIENCE.

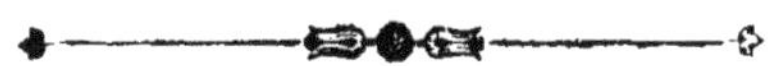

L'incertitude des signes de la mort, et beaucoup plus souvent encore la négligence que l'on apporte dans la constatation de l'existence de ces signes, donnent lieu à la cruelle méprise d'envoyer au tombeau un individu encore vivant. Bruhier, dans son ouvrage sur l'incertitude des signes de la mort, rapporte cent quatre-vingt-un cas d'individus qui ont été victimes de cette incertitude. Nous pourrions maintenant en citer un beaucoup plus grand nombre, puisque, comme il est facile de s'en convaincre, il ne se passe pas d'année que nous ne voyions dans nos journaux des exemples semblables : et malheureusement ce ne sont pas les seuls qui existent! Combien d'autres ne passent-ils pas inaperçus! car les circonstances propres à les mettre au jour ne se représentent que rarement. Cependant les auteurs citent plusieurs exemples qui viennent à l'appui de notre assertion, parmi lesquels nous trouvons les deux faits suivans : Le premier, rapporté par Massieu, est celui d'une dame de Cologne qui, en 1571, fut enterrée vivante, et revint à elle au moment où le fossoyeur rouvrit sa fosse pour lui enlever une bague de prix. Le second, à peu près semblable, mais arrivé plus récemment, est celui de la femme d'un orfèvre de Poitiers, nommée Mernache, qui fut enterrée avec des joyaux qu'un pauvre voulut s'approprier pendant la nuit : l'effort qu'il fit pour arracher une bague du doigt de la léthargique, la réveilla et la sauva.

On voit, d'après ces deux faits qu'une même circonstance exceptionnelle a mis au jour, combien il doit être rare que l'on s'aperçoive de l'erreur commise, et combien la terre a dû recouvrir de malheureux que quelques précautions auraient peut-être sauvés.

Le *National* rapportait, le 18 décembre 1835, le fait suivant : « Un évènement affreux vient d'arriver à Cognac. Une jeune fille, accablée d'un sommeil léthargique, a été enterrée comme morte. Les derniers devoirs venaient à peine de lui être rendus, lorsque des cris plaintifs se sont fait entendre. On a immédiatement procédé à l'exhumation avec tous les soins convenables, et les médecins se sont empressés de pratiquer une saignée; mais, malgré toutes ces précautions, elle est morte neuf heures après avoir été reportée chez elle. »

Ce qui est arrivé à Thouret, l'ancien doyen de la Faculté de Médecine de Paris, prouve que ces faits sont assez fréquens. Ce médecin, chargé de présider aux exhumations du cimetière des Innocens, vit un assez grand nombre de cadavres et d'ossemens dont la position indiquait que ces malheureux, enterrés trop précipitamment, étaient revenus à la vie (l'usage était, à cette époque, de déposer les morts dans des caveaux), et cette remarque l'avait tellement frappé, qu'il ordonna, par disposition testamentaire, des mesures propres à empêcher qu'un semblable malheur ne lui arrivât.

MM. les docteurs Boucherie, Bermont et Gaubert ont rapporté une observation semblable, dans une visite qu'ils firent aux caveaux de Saint-Michel, à Bordeaux, le 23 août 1837. (*Histoire des Embaumemens,* par J.-N. Gannal, page 47.) Citons-les textuellement :

« ..... C'est un étrange aspect, à la lueur des flambeaux, que celui de cet espace circulaire, dont les parois sont tapissées de morts, tous debout (déposés là après avoir été retirés de la terre)......

» ..... Pourtant il est un point où le regard s'attache avec plus d'intérêt, où le cœur frissonne et s'émeut d'une émotion profonde : en ce point s'offre une malheureuse créature, dans une position violemment contractée. La bouche horriblement ouverte et contournée; les membres inférieurs fortement rapprochés du corps; les bras, l'un torturé par la convulsion et jeté au-dessus de la tête, l'autre replié sous le tronc et fixé à la cuisse par les ongles, qui s'enfoncent dans les chairs; l'inflexion forcée du torse : tout donne l'expression d'une douleur ineffable, tout annonce une mort violente. Le malheureux a-t-il succombé dans cet état? ou bien, enterré vivant, a-t-il conservé cette position dans les angoisses horribles de son réveil? » Cette dernière supposition est bien certainement la plus probable : car, ce sujet eût-il succombé dans cette position forcée, l'ensevelissement et toutes les cérémonies d'usage en pareil cas n'auraient pas manqué de la lui faire perdre avant l'inhumation.

Monfalcon dit aussi : « C'est surtout après les combats, qu'on a vu souvent des guerriers être réputés morts, et cependant recouvrer leurs sens, quelquefois après avoir été laissés plusieurs jours sur le champ de bataille. » Il cite à cette occasion l'histoire de François Civille, « qui se qualifiait, dans ses actes, de trois fois mort, trois fois enterré, et trois fois ressuscité par la grace de Dieu. »

Nous pourrions, nous le répétons, ajouter beaucoup d'autres exemples, s'il en était besoin, à l'appui de ceux déjà énoncés; mais ils suffisent, nous n'en doutons pas, pour faire sentir la nécessité de prendre les précautions qui seules peuvent donner la certitude absolue de ne point s'exposer à un malheur semblable [1].

[1] Au moment où nous terminions cet écrit, nous lisions ce qui suit dans le journal *la Phalange* : « *L'Echo de la Nièvre*, du 29 avril, donne les détails épouvantables de l'inhumation d'une personne encore vivante, et qui, ayant manifesté son existence au moment où l'on jetait les premières pelletées de terre

La crainte que cette déplorable erreur inspire, avait déjà frappé les anciens, et des mesures avaient été prises en conséquence. Hérodote affirme qu'il était défendu aux Egyptiens d'enterrer leurs morts avant le quatrième jour du décès. Les anciens Perses n'inhumaient aucun cadavre sans que son odeur putride n'eût attiré les oiseaux de proie. Lycurgue avait fixé à onze jours la durée des lamentations funéraires, et le corps du décédé ne pouvait être inhumé avant cette époque. Les Romains eux-mêmes conservaient leurs morts pendant sept jours, et ceux qui les gardaient les appelaient plusieurs fois à grands cris par leur nom (conclamation). A Athènes, on conservait les cadavres pendant trois jours.

sur le cercueil, fut retirée sur la fosse. On reconnut que le malheureux avait eu la force de déchirer son linceul et de soulever avec son genou une des planches de la bière. Pendant une heure, qui s'écoula jusqu'à l'arrivée d'une sœur qu'on avait envoyé chercher, l'infortuné ne reçut aucun secours. La sœur l'ayant trouvé complètement inanimé, on jugea convenable de procéder à l'achèvement d'une inhumation dont toutes les cérémonies préalables étaient déjà faites...... N'est-ce pas là un exemple bien frappant du peu de précaution que l'on prend dans d'aussi graves circonstances? Voici un malheureux qui, après vingt-quatre heures de léthargie, en est tiré au dernier moment où l'on pouvait encore le sauver : on s'en aperçoit, on le sort de la fosse, et, retombé dans le même état une heure après, lorsque vingt-quatre n'avaient pas suffi une première fois pour le rappeler à la vie, on le replonge impitoyablement au tombeau! Comment qualifier cet acte, dans un pareil moment, où l'on a un tel exemple sous les yeux? Ne nous indi-

Il est encore des peuples, tels que les habitans d'Ounalacka, qui, à l'époque actuelle, conservent les cadavres dans leur demeure jusqu'à ce que la putréfaction y soit parvenue au plus haut degré. Une coutume à peu près semblable se retrouve encore dans plusieurs îles de la mer du Sud : elle consiste à laisser pourrir les corps sur des échafauds élevés.

De nos jours on s'est livré à beaucoup de recherches, dans le but d'éviter des méprises si funestes à l'humanité. C'est ainsi que Bruhier, Winslow qui a été enterré deux fois vivant, Louis, Nysten, Bichat, Julia de Fontenelle, Chaussier, etc., etc., ont publié de nombreux travaux sur l'incertitude des signes de la mort, le danger des enterremens précipités, etc. Il en est résulté que des mesures de police ont été

que-t-il pas combien nous devons être en garde contre notre propre légèreté, dans des circonstances aussi graves? Pouvons-nous donc, d'après cela, n'avoir recours qu'à des moyens qui ne peuvent, en raison de leur nature et de la nature humaine, nous donner, dans tous les cas, une certitude absolue? »

On lit encore dans le même journal, du 14 juillet 1841, le fait suivant, cité du *Mémorial bordelais* : « On nous signale un nouvel évènement qui montre le danger des inhumations précipitées. A Cadillac, nous assure-t-on, une femme que l'on descendait dans la tombe, s'est éveillée au bruit des premières pierres jetées sur la bière, et ses cris, heureusement entendus, ont fait suspendre l'enterrement. La bière a été enlevée, ouverte, et cette femme, qui vivait encore, en a été retirée. Voilà, dit *la Phalange*, deux évènemens de cette nature que l'on signale à deux mois d'intervalle. »

(Voir *la Phalange* du 7 et du 16 mai.)

prises à Paris et dans plusieurs grandes villes de province, d'après un arrêté sage, mais encore insuffisant, en date du 3 septembre 1821, de M. de Chabrol, préfet de la Seine. Depuis l'époque de cet arrêté, les décès sont constatés par des médecins, au lieu d'employés, qui ne peuvent avoir les connaissances qu'exige cette importante mission. Mais, malgré l'adoption de cette mesure, ne voyons-nous pas encore aujourd'hui que dans beaucoup de villes, et surtout dans les villages, les décès ne sont point constatés du tout, et que là non-seulement les cadavres sont presque toujours enterrés avant les vingt-quatre heures voulues par la loi, mais encore qu'à peine le moribond paraît-il avoir rendu le dernier soupir, son corps est enseveli, garrotté dans le linceul, et déjà étendu dans la bière [1].

Cette mesure sage, comme nous venons de le signaler, nous souhaiterions vivement qu'elle fût en vigueur sur toute la surface du globe, où des institutions plus efficaces n'existent pas. Mais elle est encore insuffisante, avons-nous ajouté : ceci demande les explications dans lesquelles nous allons entrer.

[1] On est dans l'usage, parmi le peuple, aussitôt après le dernier soupir, de couvrir la tête du cadavre, et de lier les bras contre la poitrine, les jambes, et même les gros orteils entre eux; puis de tamponner la bouche, les narines et l'ouverture de l'anus avec des bourdonnets de linge, afin de s'opposer à l'issue des matières qui tacheraient les draps au moment où les muscles sphincters se relâchent. (*Mémoire sur l'usage d'ensevelir les Morts*, par Durande de Dijon, 1785.)

Si nous prouvons que l'homme de l'art n'est pas dans les conditions nécessaires pour constater *toujours* d'une manière positive les signes certains de la mort, nous croirons avoir prouvé l'insuffisance des mesures dictées par cet arrêté.

Et d'abord, disons que parmi les signes nombreux que l'on a donnés de la mort, tels que ceux tirés de la respiration, de la circulation, de l'état extérieur du corps, etc., il n'y en a que trois qui soient des signes certains de l'entière cessation de l'existence, *quand ils ont été bien constatés :* encore cette certitude est-elle niée par certains auteurs.

Ces signes sont :

1° La rigidité cadavérique;

2° L'absence des contractions musculaires sous l'influence électrique;

3° Le développement de la putréfaction.

Nous allons examiner chacun de ces signes en particulier, et voir jusqu'à quel point il est toujours facile de ne point commettre d'erreur à leur égard.

La rigidité cadavérique, qui paraît être un résultat de la dernière influence de l'innervation sur le système musculaire, peut être simulée par certaines maladies du système nerveux, dans lesquelles les muscles sont contractés, comme la catalepsie, l'épilepsie, l'hystérie, le tétanos, etc. Dans ce cas, si l'on n'a pas bien soin de faire une expérience, qui consiste à vaincre la raideur du membre pour voir si elle se reproduit, ce qui indiquerait que la mort n'est qu'apparente, on est exposé à se tromper. Cette erreur, à la vérité, peut être évitée, comme nous venons de le voir; mais quand l'erreur est facile, il est presque impossible de ne pas la commettre quelquefois. Heureux quand elle ne donne pas lieu à des suites aussi funestes que dans le cas en question!

Mais cette rigidité cadavérique, que l'on regarde à très-juste titre, quand elle existe, comme un signe pathognomonique de la mort, se rencontre-t-elle sur tous les cadavres? Bichat l'a nié; mais Nysten, par de nouvelles expériences, a réfuté Bichat, et aujourd'hui il est généralement admis que la rigidité existe chez tous les cadavres *à une certaine époque, à un degré* et dans *un intervalle de temps* très-variables.

L'opinion de Bichat ne doit cependant point être perdue pour nous : car elle prouve qu'il y a des circonstances où la rigidité est très-difficile à constater, puisqu'elle avait échappé à Bichat lui-même.

C'est cette variabilité dans l'état dont nous nous occupons, qui expose à commettre des erreurs.

Nous disons qu'elle porte : 1° sur l'époque à laquelle cet état se manifeste. En effet, quelquefois il a lieu presque immédiatement après la mort; d'autres fois il ne se développe qu'à une époque beaucoup plus éloignée; 2° sur son degré d'intensité, qui est parfois très-prononcé, et embrasse toutes les fibres musculaires du cadavre, tandis que d'autres fois il est à peine perceptible, et siége sur quelques muscles seulement; 3° et enfin sur sa durée, laquelle peut se prolonger de quelques minutes à plusieurs jours.

De ces considérations il est aisé de conclure que cet état peut se présenter simultanément sous ses trois rapports réunis *à leur minimum :* c'est ainsi que, se développant très-près du moment de la mort, leur intensité et leur durée peuvent être très-bornées.

Or, il arrivera donc quelquefois que la rigidité cadavérique, en se manifestant très-près du moment de la mort, d'autres fois à une époque plus ou moins éloignée, bornée à certains muscles, aura une intensité très-peu considérable, et une durée seulement de quelques minutes : de telle sorte que, le vérificateur des décès fût-il là aposté derrière le cadavre pour saisir la rigidité au moment où elle se développera, peut-être lui échapperait-elle encore. Que sera-ce donc s'il passe comme une ombre auprès du corps! Et même y restât-il deux heures, il ne fera pas reproduire la rigidité éphémère déjà éteinte depuis long-temps peut-être.... Et comme celle-ci laisse le cadavre, après comme avant, dans un état compatible, en apparence du moins, avec la vie, cherchera-t-il dans l'absence de ce phénomène un signe de mort? Assurément non. Donc l'homme de l'art n'est pas, dans le cas que nous supposons, et qui se représente souvent, dans les conditions nécessaires pour constater *toujours* d'une manière positive ce caractère certain de la mort, c'est-à-dire la rigidité cadavérique.

Nous avons insisté un peu longuement sur la valeur de ce signe, parce que nous le regardons comme le plus important, au moins sous le rapport pratique : car le galvanisme, dont nous allons parler, et qui certainement serait à même de rendre de plus grands services, n'est employé nulle part en France, au moins que nous sachions.

Le fluide galvanique est un moyen qui devrait toujours être mis en usage pour constater les décès, parce que, à quelque époque que l'on aborde un cadavre, il donne lieu, quand il est bien employé, à une certitude quelconque, qui satisfait toujours l'esprit. Je m'explique : Quand nous employons ce moyen sur un cadavre, à toute époque de la mort apparente ou réelle, il arrive de deux choses l'une : ou nous obtenons des contractions, ou nous n'en obtenons point; dans le dernier cas, nous pouvons affirmer que le corps est dans des conditions telles que tous efforts pour le rendre à la vie ne seraient jamais qu'infructueux; tandis que, dans le premier, nous avons la certitude qu'il se trouve encore dans des conditions compatibles avec la vie, et que, celle-ci n'étant point entièrement éteinte, il pourrait se faire qu'elle s'irradiât de nouveau dans tout l'organisme, comme on en a des exemples, et que l'individu fût rendu à l'existence.

Donc le vérificateur des décès, quelle que soit l'époque à laquelle il se présente, ne restera jamais dans l'incertitude : il pourra toujours prononcer affirmativement que la mort est complète, quand le galvanisme ne donnera plus de contraction; ou qu'il reste encore quelques étincelles de vie, révélées par le fluide électrique, et qu'il faut retarder l'inhumation jusqu'à ce qu'une nouvelle épreuve ait donné la certitude que la vie organique soit tout-à-fait éteinte.

La part du galvanisme est belle, nous nous plaisons à le reconnaître : aussi disons-nous avec Marc, « que les corps ne devraient être portés en terre qu'après que la pile de Volta n'aurait plus produit d'effet sur eux. »

Maintenant, nous nous demandons si, quand même on emploierait ce moyen que nous désirerions que l'on employât, on éviterait sûrement et constamment l'erreur. Nous ne le pensons pas : car il réclame l'emploi d'une machine toujours plus ou moins compliquée, dont l'action peut être interrompue facilement par l'interruption des courans, ce qui rendrait ses effets incertains, surtout quand l'on réfléchit que les cas dans lesquels l'application de cette machine procurera l'avantage de sauver un être vivant du tombeau, seront très-rares, et que, par suite, la vigilance des vérificateurs devra s'affaiblir, et rendre ce moyen plus ou moins incertain. Et puis, où l'emploie-t-on d'ailleurs depuis que sa supériorité a été reconnue, et que les exemples d'erreur se représentent chaque jour?.... Nulle part.

Nous arrivons au troisième signe certain de la mort, la putréfaction. Pour celui-ci, quand il est bien constaté (nous disons bien : car il paraîtrait qu'on aurait encore commis des erreurs à cet égard. Orfila, *Méd. lég.*), il ne laisse aucun doute sur la réalité du décès. Mais serait-il bien convenable que l'on conservât les cadavres jusqu'au moment où, la putréfaction étant assez avancée, on ne doutât plus que la vie y fût éteinte pour toujours? Les maisons mortuaires proposées par Thiéry, madame Necker, Hufeland, etc., seraient encore insuffisantes d'après Marc, qui s'exprime ainsi (*Dictionnaire de Médecine*, ou *Répertoire des Sciences médicales*, t. 15, p. 525): « Ce moyen, dit-il, peut-il être propre à remplir le but qu'on se propose? Nous ne le pensons pas, et telle a été aussi l'opinion de nos collègues au sujet d'un projet de ce genre présenté à M. le préfet de police, et sur lequel ce magistrat demanda l'avis du conseil de salubrité publique. En effet, outre les frais considérables qu'exigerait l'érection de ces maisons mortuaires convenablement disposées, combien l'entretien du personnel nécessaire pour la surveillance ne serait-il pas dispendieux! Mais, outre ces considérations purement fiscales, d'autres obstacles plus réels nous semblent rendre illusoire l'utilité de cette sorte d'établissement. Où trouver des hommes qui voudraient se charger de la fonction de surveiller les cadavres, si ce n'est dans cette classe du peuple qui fournit les fossoyeurs, les garçons d'amphithéâtre d'anatomie, etc.? Or, peut-on supposer chez de pareils individus l'instruction, la sensibilité et le zèle qu'exigeraient les devoirs qu'on leur imposerait? Peut-on, surtout, les croire capables d'une attention assez soutenue pour saisir le moindre indice de vie dès qu'il se manifesterait? Et en admettant même chez eux toutes ces qualités, ne se perdraient-elles pas bientôt par l'extrême rareté des cas où elles auraient eu un résultat fructueux? Après avoir surveillé des milliers de cadavres sans en avoir vu revivre un seul, l'attention se lasserait, le zèle s'éteindrait, la sensibilité morale s'émousserait; et les surveillans, habitués à un repos stérile, deviendraient des gardiens comme on en voit tant, qui s'occupent plutôt de satisfaire leurs goûts crapuleux que de tout autre soin. »

Maintenant que nous avons fait voir l'incertitude que doivent encore laisser les trois signes certains de la mort, soit parce qu'il n'est pas toujours possible de les constater, soit parce qu'on ne le fait pas; passons à une autre épreuve qui, selon nous, devrait *confirmer* toutes les autres, *et qui, dans tous les cas, devrait toujours précéder l'inhumation;* je veux parler de l'*autopsie cadavérique,* celle-ci devant toujours être précédée d'incisions qui n'auraient aucun inconvénient si la vie se ranimait. Mais, dira-t-on, vous vous exposerez à ouvrir des corps encore vivans. Je répondrai que, d'abord, on sera moins sujet à commettre cette méprise qu'on ne l'est aujourd'hui à enterrer vivant, parce que l'on prend et l'on prendra toujours plus de précautions avant l'autopsie qu'avant l'inhumation [1]; et puis que, dût-on encore avoir ce malheur à déplorer, cela ne vaudrait-il pas mieux? car ici il resterait encore de l'es-

[1] A peine trouve-t-on dans les auteurs quelques cas dans lesquels l'ouverture a été commencée avant la mort, tandis que ceux d'enterremens précipités sont très-nombreux.

poir, toute blessure n'étant point nécessairement mortelle : là, il n'y en a plus ; il ne reste que les plus horribles tortures. « Qu'on se peigne, s'il est possible, la situation d'un malheureux enseveli vivant, qui se réveille dans le séjour de la mort ! Ses cris ne frapperont point les airs, et aucune oreille humaine ne les entendra ; en vain il veut déchirer le linceul dont ses membres sont enveloppés ; en vain il tente de repousser la masse de terre qui pèse sur son cercueil : meurtri, épuisé, il éprouve toutes les angoisses du désespoir ; et, cédant à sa rage et à la faim, il mord, il ronge ces bras qui ne peuvent l'arracher à son horrible destinée ! . . . Tel fut le supplice effroyable de Jean Scot, de l'empereur Zénon, et d'autres infortunés dont diverses circonstances ont fait connaître la mort tragique. » (J.-B. Monfalcon.)

Ainsi donc la nécropsie, surtout après la constatation des signes dont nous venons de parler, ne laisse aucun doute, même à l'explorateur le plus inhabile.

Mais si elle est utile comme dernier moyen de constater les décès, elle offre encore d'autres avantages qui, selon nous, seraient immenses, soit pour nous contemporains, soit surtout pour l'avenir de notre art. En effet, les devoirs de la médecine, qui est une science toute d'observation, ne se bornent point à secourir les malades, à s'efforcer de les rappeler à la vie ; mais de plus, quand la mort est venue lui ravir son espoir, elle doit encore aller, dans l'intérêt de la famille, et même de l'humanité tout entière, lui disputer sa proie, et fouiller dans ses entrailles pour y scruter les causes de la mort. C'est là, après l'observation clinique qu'il complète, le guide le plus sûr, le plus puissant de la médecine; *c'est lui qui éclaire véritablement le médecin*, le fait profiter des avantages de son expérience, et le conduit le plus sûrement dans le chemin de la vérité. Sans ce guide, que devenons-nous? Quand un cas douteux se présente, comme cela n'arrive que trop souvent, même à nos maîtres, notre esprit reste d'abord dans l'incertitude, puis se forme une manière de voir vraie ou fausse que l'autopsie cadavérique, juge suprême, si nous avons le malheur de perdre notre malade, ne viendra pas justifier ou infirmer, en donnant à notre jugement cette rectitude si désirable dans l'exercice de notre art. C'est ainsi que l'erreur, au lieu de la vérité, se glisse et prend souvent droit de domicile dans notre esprit.

Aujourd'hui que l'on se pique de faire de la statistique en médecine, on croit que l'on a tout obtenu, dans le cas qui nous occupe, quand on a pris le numéro et l'étage de la maison mortuaire, l'âge et l'état de la personne dont on constate le décès; on va même, dans quelques endroits, jusqu'à s'informer auprès des domestiques, gardes-malade ou autres, de la nature de la maladie qui a causé la mort! Quels misérables moyens dans une question aussi importante! Nous montrerons plus loin les avantages que l'on obtiendrait sous ce rapport de l'emploi du mode que nous proposons, s'il était adopté dans tout son développement.

Mais d'autres intérêts que les intérêts médicaux, appellent encore l'attention des médecins sur les cadavres. Tous les jours la société ne demande-t-elle pas l'exhumation d'individus qu'on soupçonne avoir été victimes d'un crime, pour en rechercher les traces, si toutefois la putréfaction permet de les constater. Dans ces cas, qui ne sont point sans inconvéniens pour les personnes chargées de cette mission, et même pour les populations, comme on en a des exemples dans notre département [1], il arrive que le meurtre reste impuni, parce que le corps du délit n'a pas été constaté lors du décès. La médecine légale demanderait donc aussi qu'on établît cet usage. Ceci ne sera contesté par personne.

Après avoir fait ressortir aussi brièvement que possible l'incertitude inévitablement attachée aux visites mortuaires, et les suites graves qui en résultent chaque jour, rappelons, pour rassurer les

[1] A Talant, près Dijon, trois fossoyeurs, faisant une exhumation dans l'église, furent pris de vomissemens : deux ne purent continuer, et en furent quittes pour une légère indisposition; mais le troisième, que l'appât du gain encourageait, la termina, et fut pris d'une fièvre maligne dont il mourut le dixième jour. (Maret, *Usage d'enterrer les Morts dans les Eglises*. Dijon, 1772.)

Cent dix-neuf personnes sur cent soixante-dix qui entrèrent dans l'église de Saulieu un jour que l'on ouvrait un caveau qui contenait depuis peu le cadavre d'un sujet très chargé de graisse, furent attaquées d'une fièvre nerveuse putride maligne. (*Idem.*)

esprits qui doutent que l'on parvienne jamais à vaincre le préjugé, la répugnance que l'on a à laisser ouvrir le corps des personnes qui nous sont chères; rappelons, dis-je, que dans un pays où la civilisation est beaucoup moins avancée que chez nous, je veux parler de l'Egypte, on a vu, de nos jours, le vice-roi porter atteinte à tous les préjugés de ce genre. Cet homme supérieur est parvenu à fonder des écoles de médecine, où, pour la première fois, les cadavres ont été soumis aux études anatomiques, au milieu d'un peuple subjugué par la ferme résolution qu'inspire à son souverain le désir de lui être utile.

Ne voyons-nous pas aussi que chaque jour, chez nous, ce préjugé commence à faire place à des idées plus saines, surtout parmi les personnages les plus éclairés? En effet, ne fait-on pas presque toujours l'autopsie des rois, des papes, des ministres, des cardinaux, des archevêques, des évêques, des généraux, des grands artistes, des grands écrivains, des savans, etc., etc.? Les médecins eux-mêmes n'en donnent-ils pas l'exemple chaque jour? Dupuytren n'a-t-il pas légué son cadavre à Broussais, son ami, et à Cruveilhier, son élève; Broussais lui-même à son médecin? L'embaumement n'est-il pas précédé de l'autopsie?

Mais cette mesure trouvera encore beaucoup plus de résistance parmi le peuple peu éclairé, surtout celui des campagnes, bien qu'il soit d'ailleurs le plus souvent la triste victime de l'état actuel que nous voudrions voir changer.

C'est assurément un sentiment bien louable, que celui qui porte l'homme à respecter les dépouilles de son semblable : aussi je ne veux nullement chercher à le détruire, j'en sens trop bien toute la portée; mais je voudrais seulement que ce sentiment mal entendu ne fût point un obstacle à une pratique utile à l'humanité.

Pourquoi craindrions-nous donc, en effet, qu'un homme ne commençât la destruction d'un cadavre qui peut encore être utile aux autres hommes, et plus directement à ses parens, et surtout aux enfans à qui il a donné le jour? Ce cadavre, déjà rentré sous l'empire des lois physiques qui tendent à sa destruction, demain sera la proie des vers ou de la putréfaction. Qu'aura-t-on gagné d'attendre? Peut-être d'avoir donné la sépulture à un être encore vivant, et certainement d'avoir privé la science d'une source de lumière inappréciable pour la société.

Après avoir essayé de prouver la nécessité de faire l'autopsie de tous les cadavres avant l'inhumation, soit dans l'intérêt de la personne dont on déplore la perte, et qui pourrait bien ne point être morte, soit dans celui de toute la société, esquissons brièvement, *sans avoir la prétention d'arrêter définitivement les idées sur ce point*, les mesures que nous croyons qu'il faudrait prendre pour donner à notre proposition tout le développement qu'elle comporte, et en retirer tous les avantages qui peuvent y être attachés sous les trois rapports : hygiénique, médical, et médico-légal.

Nous pensons qu'il faudrait, 1° que la mort fût toujours constatée par le concours de deux médecins, celui qui aurait soigné le malade, et celui qui serait désigné par l'administration; 2° que, les vingt-quatre heures écoulées et le décès constaté, ceux-ci procédassent à l'autopsie, après avoir examiné d'abord l'état extérieur du cadavre, et ensuite après avoir fait des incisions exploratrices ; 3° que le rapport de l'autopsie, fait en commun par les deux médecins, fût précédé de l'observation plus ou moins détaillée de la maladie qui aurait causé la mort : de telle sorte que l'on aurait une histoire plus ou moins complète de toutes les maladies auxquelles succomberait chaque individu.

Dans cette observation, que l'on déposerait dans un registre de la commune, le médecin noterait, autant que possible, le nom, l'âge, le sexe de la personne, le lieu de sa naissance, celui de sa mort, son état de santé habituel, les maladies dont elle a été atteinte pendant sa vie, la cause réelle ou présumée de l'affection à laquelle elle a succombé. Il aurait soin de relater les symptômes qu'il a observés, et non le diagnostic qu'il a porté, parce qu'on peut se tromper sur l'interprétation des signes plutôt que sur la réalité des symptômes que l'on explore ; puis, après avoir indiqué le traitement employé, et la durée de la maladie, il pourrait, et même il serait engagé à donner le diagnostic qu'il avait porté, et les réflexions que lui aurait suggérées la maladie.

Dans le rapport, on devrait décrire l'état extérieur du corps; le canal intestinal, ainsi que les autres organes, devraient être aussi examinés soigneusement sous les deux rapports médical et médico-légal.

Il existerait donc, dans chaque commune, une topographie médicale, qui pourrait toujours être mise sous les yeux des hommes de l'art : soit de ceux du pays, qui y puiseraient des connaissances tenant à la science médicale du lieu qu'ils habitent; soit de médecins étrangers, ou de tous autres individus qui se livreraient à des recherches quelconques ayant pour but l'art de guérir.

Nous n'avons pas besoin d'insister pour faire comprendre combien ces mesures seraient utiles à la science médicale, et quel nouvel et vaste horizon s'ouvrirait devant elle. En effet, tout le monde sent parfaitement ce que la statistique médicale, souvent mensongère aujourd'hui, acquerrait d'importance et de vérité; combien les études médico-topographiques prendraient de développement; et enfin, à quel point la connaissance des épidémies, ces êtres mystérieux qui sèment l'épouvante, la désolation et la mort sur une grande partie du globe, chaque année, deviendrait plus complète, et nous permettrait peut-être un jour de les conjurer.

Qu'il nous suffise d'avoir fait entrevoir ces vastes aperçus d'amélioration, qui seraient de nature à donner un caractère tout nouveau aux connaissances médicales, sans faire ressortir autrement ce que chaque médecin y gagnerait dans la connaissance plus positive de son art, qu'en rappelant que Dupuytren attachait une telle importance à l'étude de cette science, qu'il légua une somme considérable pour établir un musée et une chaire d'anatomie pathologique à la faculté de médecine de Paris; et qu'en citant les passages suivans de la *Pathologie générale* de M. Chomel : « Le médecin, dit-il, qui n'a pas fait pendant long-temps l'application de ses connaissances au lit des malades, qui n'a pas assisté à l'ouverture d'un grand nombre de cadavres, est certainement inhabile à bien établir un jugement sur les maladies qu'il observe. En supposant que son diagnostic fût juste dans quelques cas, il serait faux dans un grand nombre, et dans tous il ne serait établi qu'avec lenteur et incertitude. Les avantages attachés à l'étude de l'anatomie pathologique, ajoute-t-il plus loin, sont si généralement appréciés aujourd'hui, qu'il serait superflu de les énumérer. Quand on envisage la multitude d'erreurs que l'ouverture des corps a fait rectifier, les connaissances positives qu'elle a fournies sur le siége d'un grand nombre de maladies, l'importance dont elle sera toujours pour confirmer ou rectifier le diagnostic, on ne peut disconvenir que cette étude n'ait puissamment concouru et ne doive indéfiniment concourir aux progrès de l'art. »

Résumons-nous, pour être sûr d'être bien compris :

1° Il existe un grand nombre d'enterremens précipités observés jusqu'à ce jour, devant incontestablement en faire soupçonner un beaucoup plus grand nombre passant inaperçus;

2° Il y a impossibilité pratique à ce que l'on constate *toujours* les signes certains de la mort, et les dispositions législatives sont impuissantes pour empêcher que, dans certains cas, l'on n'enterre les individus vivans.

3° D'après cela, nous concluons à la nécessité de faire toujours suivre l'exploration de ces signes, voire même de la putréfaction, de la nécropsie, que nous proposons dans tous les cas comme un moyen infaillible, offrant d'immenses avantages.

4° Et nous présentons un projet relatif aux dispositions que nous pensons qu'il faudrait prendre pour retirer tous les fruits possibles de l'autopsie : *projet auquel nous ne tenons qu'autant qu'on ne lui en substituera pas un qui remplisse mieux le but que nous nous proposons d'atteindre*, qui est d'acquérir, en concourant aux progrès de la science, la certitude absolue que nous n'envoyons pas au tombeau un être encore vivant.

Mais je vois des objections s'élever de toutes parts : les uns vont invoquer les préjugés; les autres, des difficultés administratives. Ici le local sera insuffisant; là, la famille y mettra obstacle, parce qu'elle ne veut pas que l'on sache à quelle maladie un de ses membres a succombé. A la première de ces objections, je répondrai qu'il n'y a rien de plus facile que de disposer un local dans chaque ville, une chambre de la maison commune dans les campagnes, consacrée à ce genre de recherches, au moins quand la famille ne pourra ou ne voudra pas en fournir un. Quant à la seconde, je demanderai, dans quel lieu ne connaît-on pas les maladies dont chacun est atteint? Je citerai nos voisins d'outre-mer, qui n'ont point eu les mêmes scrupules que nous [1]. Et puis, d'ailleurs, les améliorations que nous proposons ne pourraient en aucune façon alarmer sous ce rapport : car, qu'on se le rappelle, ce sont des médecins dont l'un aura soigné le malade, représentant la famille, et l'autre choisi par l'administration, qui seront chargés de cette mission. Or nous devons penser que ces hommes posséderont une des qualités les plus indispensables du médecin, la discrétion. Puis, le registre des observations et rapports nécrologiques mis sous la garde de l'administration municipale, rentrera tout entier dans le domaine médical; personne ne pourra le consulter s'il n'est revêtu du titre de médecin, ou s'il n'a obtenu une permission de l'administration comme se livrant à des recherches

[1] En Angleterre, chaque paroisse établit deux commissaires qui entrent dans les maisons, voient les morts, et font au consistoire des marguilliers le rapport de la maladie à laquelle il a succombé. Cet usage a eu lieu dans tous les temps en Angleterre. (*Mémoire sur l'usage d'ensevelir les morts*, par Durande de Dijon. 1785.)

utiles à la science médicale. Mais allons plus loin, et mettons au pire, en supposant que l'on ne puisse pas cacher au public de quelle maladie a péri tel individu. Eh bien! je dirai encore, avec un de mes maîtres (M. Chomel), que la vérité est une chose sacrée qui ne peut être qu'utile aux hommes; que jamais il n'en a été autrement. Et en effet, quel moyen avez-vous de détruire ces vices organiques dont vous voulez dérober la connaissance? Aucun. Eh bien! nous, nous pensons que si l'on peut parvenir, si ce n'est à en purger la race humaine tout-à-fait, au moins à en atténuer de beaucoup les ravages, l'amélioration dont nous parlons est un des moyens les plus efficaces parmi ceux qui peuvent nous conduire à ce résultat.

Ces objections, et d'autres, fondées ou non, qu'on ne manquera pas de nous adresser, mais qui, certes, ne peuvent détruire la nécessité de porter remède au mal qui existe aujourd'hui, ces objections doivent-elles donc nous arrêter? Non sans doute : car, pourquoi notre proposition ne subirait-elle pas le sort de toutes les institutions utiles, qui ne manquent jamais de trouver des détracteurs à leur origine? Néanmoins, sans oser espérer que l'administration adopte de suite complètement notre manière de voir, nous serons cependant heureux, quant à présent, si non-seulement, en préparant ainsi l'avenir sur ces matières, nous avons prouvé à quelques familles la nécessité de toutes les précautions que l'on conseille en pareil cas, mais encore la sécurité que leur offre l'autopsie, et les avantages qui en résulteraient pour la société tout entière; et nous serions largement récompensé, si nos faibles efforts pouvaient concourir à l'avancement de la science, et contribuer à arracher des horreurs du tombeau quelques-unes des malheureuses victimes de l'insuffisance de nos institutions.

Nous espérons que, d'après ce que l'on vient de lire, on ne regardera plus la demande de la nécropsie comme le résultat d'une simple curiosité de la part des médecins, ainsi que quelques personnes le pensent encore aujourd'hui. Non, les médecins, en partageant la répulsion générale en pareil cas, ont besoin d'être mus par la conscience de leur importante mission, pour surmonter tous les dégoûts qu'elle inspire, et ne plus s'occuper que du but qu'ils se proposent d'atteindre : acquérir les connaissances nécessaires pour conserver la vie. C'est dans ce louable but, que tout médecin qui veut s'instruire, et même que tout médecin instruit (car, qui l'ignore, la médecine n'a pas de limite), recherche et saisit avec empressement les occasions de s'éclairer par l'autopsie. « Lorsque la maladie se termine par la mort, dit le professeur Rostan, le rôle de l'observateur n'est pas fini. Voici le moment où la nature va porter la certitude dans les jugemens du médecin : elle va donner un démenti formel à son diagnostic, s'il s'est mépris; elle va le confirmer hautement, s'il a découvert la vérité. Les ignorans et les esprits systématiques redoutent également cette épreuve : les premiers, parce qu'ils se trompent souvent; les seconds, parce que la nature, peu complaisante, ne se prête point à leurs vains systèmes, et les détruit sans retour en manifestant leur fausseté. Les bons esprits la désirent avec ardeur, comme portant le flambeau de la certitude dans les observations médicales. Eh! qu'importe à l'homme enthousiaste de son art, ami sincère du bonheur des hommes, qu'importe qu'il se soit mépris! N'est-il pas homme? ne doit-il pas se tromper? Mais trouver un moyen de reconnaître son erreur, de la rectifier, de l'éviter dans un cas semblable; établir d'une manière incontestable la valeur d'un signe diagnostique; entrevoir la possibilité d'apporter la certitude dans la pratique de la médecine, et d'élever cette science si belle au-dessus de toutes les sciences humaines : voilà ce qui doit satisfaire le médecin philosophe, et voilà ce qu'il doit attendre des ouvertures de corps! Nous l'avons dit, continue-t-il, et, malgré les railleries amères de la médiocrité, il n'y a de certitude que dans les ouvertures de corps : une observation n'est complète, n'est concluante, que lorsqu'elle a reçu le sceau de cette épreuve. » Et non-seulement l'anatomie pathologique est utile pour nous habituer à grouper les symptômes autour des lésions matérielles que nous avons à combattre dans les maladies; mais encore, dans les cas rares où nous ne trouvons aucune altération, elle nous donne, s'il en existe, l'espoir de les découvrir, et, s'il n'en existe point, de tracer des limites entre les lésions matérielles et les lésions fonctionnelles indépendantes de celles de la matière organique.

Mais cette opération cause toujours une impression pénible, parce que l'on croit qu'elle ne peut être pratiquée sans produire de grands désordres sur le cadavre. Cette répugnance, d'après cette idée, nous la concevons très-bien, et nous la partagerions si l'on ne pouvait pas la pratiquer, comme nous l'avons vu faire et comme nous sommes dans l'habitude de le faire nous-même toutes les fois que l'occasion s'en présente, sans produire ces grands délabremens qui peinent à juste titre, parce qu'ils semblent favoriser les progrès de la destruction.

La manière de pratiquer cette opération de façon à ne pas trop mutiler les corps, n'étant pas généralement connue, nous croyons convenable de l'indiquer ici en quelques mots.

Elle consiste, 1° dans une incision longitudinale, n'intéressant que la peau, sur la partie médiane de la cavité que l'on veut ouvrir; 2° dans le décollement de cette peau, de l'un et de l'autre côté, jusque sur les parties latérales de ses parois; et 3° dans l'incision ou la section de celles-ci à la manière accoutumée : ce qui permet d'examiner avec la plus grande facilité tous les viscères contenus dans la région que l'on explore.

Cet examen fait, on remet chaque organe à sa

place, et on recouvre le tout de la partie qui a été enlevée; puis on rapproche sur elle la peau déjetée préalablement sur les côtés, et, à l'aide d'une forte aiguille, on la coud dans toute l'étendue de la première incision : de telle sorte qu'il ne reste plus d'autres traces de l'autopsie qu'une suture linéaire qui ne déforme et n'altère presque pas le corps.

La nécropsie faite par ce procédé, avec tout le soin et la décence convenables, ne doit donc inspirer qu'une bien faible répugnance, qui s'évanouira sans doute devant tous les avantages de cette opération.

Espérons donc que bientôt le moment viendra où il sera toujours permis au médecin d'interroger la dépouille mortelle de l'homme : car c'est pour lui une page du grand livre de la nature, qu'il ne doit jamais négliger de méditer.

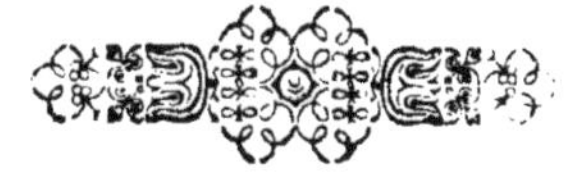

DIJON, IMPRIMERIE DE DOUILLIER.

www.ingramcontent.com/pod-product-compliance
Ingram Content Group UK Ltd.
Pitfield, Milton Keynes, MK11 3LW, UK
UKHW021031260726
13994UKWH00005B/2087